AF578915

CONTRIBUTION A L'ÉTUDE

SYMPTOMATIQUE ET DIAGNOSTIQUE

DE

L'HÉMORRHAGIE CÉRÉBELLEUSE

PAR

Félix CARION,
Docteur en médecine de la Faculté de Paris,
Interne en médecine et en chirurgie des hôpitaux de Paris,
Membre correspondant de la Société anatomique.

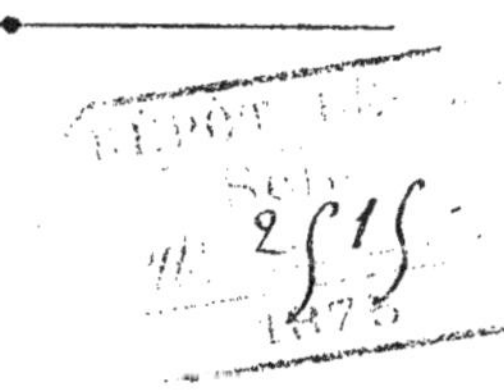

PARIS
ADRIEN DELAHAYE, LIBRAIRE-ÉDITEUR
Place de l'Ecole-de-Médecine.

1875

CONTRIBUTION

A L'ETUDE SYMPTOMATIQUE ET DIAGNOSTIQUE

DE

L'HÉMORRHAGIE CÉRÉBELLEUSE

INTRODUCTION ET DIVISION.

Pendant notre internat à l'hospice d'Ivry (année 1873), nous avons été frappé tout à la fois et de la fréquence des hémorrhagies cérébrales et de la rareté des hémorrhagies ayant pour siége le cervelet. Sur plus de trente observations, en effet, d'apoplexie cérébrale, il ne nous a été donné d'observer qu'un seul cas d'hémorrhagie cérébelleuse ; et hâtons-nous de le dire, l'examen nécroscopique seu. nous a révélé l'existence d'une lésion que l'ensemble des symptômes nous avait à peine permis de soupçonner pendant la vie.

D'après Andral, la fréquence comparative de l'hémorrhagie cérébrale et cérébelleuse serait comme 1 est à 15 4/5. M. Hillairet, en rassemblant les observations contenues dans les auteurs, est arrivé à des chiffres qui nous paraissent se rapprocher beaucoup plus de la vérité. Il donne, en effet, le rapport de 1 à 30 ou 35 ; et, bien que les faits que nous avons observés soient trop peu nombreux pour servir de base à une statistique, nous devons dire cependant qu'ils concordent de tout point avec les résultats auxquels est arrivé M. Hillairet.

Il n'entre pas dans notre plan de passer en revue tout ce qui a été écrit sur la question. On sait que l'histoire de l'hémorrhagie du cervelet est encore toute récente et partant fort imparfaite. C'est à Bonnet, Valsalva, Morgagni, que l'on doit les premières observations bien authentiques d'hémorrhagie cérébelleuse ; mais ces faits n'ont été que des surprises anatomiques, et ne peuvent, par conséquent, servir à la description symptomatique de cette affection.

Serres, en 1823 et 1824, publia les premiers faits d'hémorrhagie du cervelet ; mais toute l'attention de l'auteur a été concentrée sur les organes génitaux, et la description de la plupart des autres symptômes a été négligée.

Andral (*Clinique médicale*, tome V), après l'analyse de ses propres observations et de celles des auteurs qui l'avaient précédé, est arrivé à la conclusion suivante : « L'hémorrhagie cérébelleuse ne diffère en rien par ses symptômes de l'hémorrhagie du cerveau. »

Plus tard, en 1858, M. Hillairet apportait cinq nouveaux faits bien observés et décrivait, dans un intéressant mémoire (*Arch. gén. de méd.*, 1858), la symptomatologie de l'hémorrhagie cérébelleuse.

Enfin, nous signalerons les remarquables leçons de M. Brown-Séquard (*The lancet*, 1861), le mémoire de

MM. Auguste Ollivier et Leven (*Arch. gén. de méd.* 1863), et celui de M. Luys (*Arch. gén. de méd.*, 1864).

En compulsant les bulletins de la Société de biologie, nous avons trouvé deux observations intéressantes que nous reproduisons *in extenso* : l'une a été publiée par M. Aug. Ollivier (1863); l'autre, par M. O. Larcher (1866). De plus, nous devons à l'obligeance de notre collègue et ami, M. Raymond, une observation inédite pleine d'intérêt, qu'il a recueillie pendant l'année 1874, à l'hôpital de la Pitié, dans le service de M. le professeur Vulpian, et qui a fait le sujet d'une communication à la Société de biologie.

C'est à l'aide de ces faits et des mémoires déjà cités, auxquels nous ferons de nombreux emprunts, que nous essaierons de tracer la symptomatologie de l'hémorrhagie cérébelleuse, et de poser les jalons qui pourront guider dans la voie d'un diagnostic encore si incertain et si difficile.

On a cité des cas de guérison d'hémorrhagie du cervelet, ou plutôt certaines autopsies, où l'on a trouvé d'anciens foyers d'apoplexie, sont venues montrer que la guérison était possible. Ces faits sont encore tout à fait inconnus au point de vue clinique; aussi les laisserons-nous complètement de côté pour ne nous occuper que des cas beaucoup plus nombreux dans lesquels la mort termine toujours la scène symptomatique.

Nous diviserons notre sujet en trois parties :

Dans la première, nous examinerons rapidement,

dans une vue d'ensemble, la symptomatologie de l'hémorrhagie cérébelleuse ;

Dans la seconde, nous reprendrons successivement l'étude détaillée de chacun des symptômes, en discutant leur fréquence et leur valeur. Cette étude sera suivie des observations.

Dans la troisième, nous présenterons quelques considérations sur le diagnostic.

PREMIÈRE PARTIE

SYMPTOMATOLOGIE.

« La tâche serait facile, dit M. Brown-Séquard, et, *a priori*, on décrirait les signes d'une lésion cérébelleuse, si les fonctions du cervelet nous étaient connues.» C'est, en effet, parce que nous manquons de notions précises sur le rôle physiologique de cet organe que les affections dont il est le siége sont encore enveloppées de tant d'obscurité. Mais il est une autre cause qui contribue peut-être davantage encore à compliquer et à embrouiller la symptomatologie, et qui fait que la clinique n'apporte pas à la physiologie tout le secours désirable, c'est le voisinage de centres nerveux importants, la protubérance et le bulbe, d'où émanent des nerfs qui se rendent à des organes de premier ordre. Il est difficile, en effet, que le cervelet soit intéressé, qu'il s'agisse d'une tumeur ou d'un foyer hémorrhagique, sans que les organes dont nous venons de parler ne soient, dans une mesure variable, ou irrités, ou comprimés.

Du reste, cette particularité a été signalée par la plupart des auteurs qui ont écrit sur le sujet qui nous occupe; mais c'est surtout MM. Vulpian, Ollivier et Leven qui y ont le plus insisté, et qui ont montré combien il était important de distinguer, au moins dans la mesure du possible, les symptômes tenant à la lésion cérébelleuse elle-même, des symptômes qui dépendent d'un désordre plus ou moins marqué dans les centres nerveux voisins.

Aussi, dans la description détaillée que nous donnerons des symptômes observés dans l'hémorrhagie du cervelet, essaierons-nous d'interpréter ces derniers et de montrer quels sont ceux qui sont liés immédiatement à la lésion cérébelleuse, quels sont ceux, au contraire, qui sont justiciables de la compression, soit du pont de Varole, soit de la moelle allongée. Certes, nous n'avons pas la prétention de faire ici la part exacte qui revient à chaque lésion ; car ce serait résoudre, du moins en partie, le problème encore aujourd'hui sans solution de la physiologie du cervelet. Mais nous nous efforcerons, par l'examen des faits et par la discussion des opinions des auteurs, de démontrer ce qu'il est rationnel d'admettre dans l'état actuel de nos connaissances.

Symptômes prémonitoires. — Les symptômes prémonitoires de l'hémorrhagie cérébelleuse, c'est-à-dire ceux que l'on peut considérer comme les signes avant-coureurs de cette affection, sont rares et inconstants. Cela tient peut-être à ce qu'on est privé la plupart du temps de renseignements exacts sur l'état de santé antérieure du malade, ou bien à ce qu'ils manquent réellement d'une façon plus ou moins complète. Dans certains cas, en effet, c'est au milieu de la meilleure santé apparente que les individus sont subitement frappés. D'autres fois, au contraire, l'ictus apoplectique est précédé pendant un temps qui peut varier de quelques heures, quelques jours, à plusieurs mois, par des symptômes qui attestent un trouble réel dans la santé de l'individu. Ces symptômes ont été signalés par tous les auteurs. Ce sont : de la céphalalgie, dont le siége est variable, mais qui occuperait le plus souvent la région occipitale ; le mouvement involontaire de la tête d'un côté (Brown-Séquard); des épistaxis, des étourdissements, des vertiges, des fourmillements dans les doigts et dans les orteils ; de la somnolence, un changement d'humeur avec tendance à la tristesse ; un affaiblissement plus ou moins marqué de la mémoire. Tel est l'ensemble des signes qui ont été notés comme pouvant précéder de loin ou de près l'hémorrhagie cérébelleuse. Mais tous seraient également communs au cerveau, d'après M. Brown-Séquard. Toutefois, cet habile observateur fait une exception en faveur de la rotation de la tête d'un côté ; pour lui, c'est le seul signe auquel on doive attacher quelque importance, parce que, lorsqu'il existe, il indiquerait que le cervelet est en cause. La réserve de M. Brown-Séquard a peut-être son importance, mais nous devons dire que cette rotation, à laquelle il fait jouer un si grand rôle, nous ne l'avons vue consignée dans aucune observation.

Nous allons nous occuper maintenant des symptômes tômes de l'hémorrhagie elle-même. Nous commencerons par un énoncé rapide qui nous permettra de saisir, dans une vue d'ensemble, la physionomie de l'affection, après quoi nous nous adresserons aux symptômes en particulier afin de montrer leur fréquence, leur valeur et l'interprétation physiologique à laquelle ils peuvent donner lieu.

M. Hillairet a décrit deux formes dans l'hémorrhagie du cervelet : l'une, qu'il appelle la forme lente, dans laquelle on n'observe presque jamais la perte de connaissance ; l'autre, la forme brusque, caractérisée par l'ictus apoplectique qui ouvre toujours la scène. Dans la première, les symptômes prémonitoires seraient plus fréquents, et les malades seraient en quelque sorte avertis du danger qui les menace ; dans la seconde, c'est en général au milieu de la meilleure santé que les individus sont surpris. Les vomissements s'observeraient beaucoup plus souvent dans la forme lente que dans la forme brusque. Enfin, cette dernière aurait surtout pour caractère d'évoluer plus rapidement vers la terminaison fatale ; elle ne dépasserait pas, en général, dix heures, et, dans certains cas rares, amènerait la mort subite, comme dans l'observation rapportée par Abercrombie.

Cette distinction n'a peut-être pas une grande importance, même au point de vue de l'étude pure et simple des symptômes ; et, pour faciliter l'intelligence d'une description, on s'expose quelquefois à induire les esprits en erreur en présentant des types que l'on n'a presque jamais l'occasion de rencontrer au lit du malade.

Ne voyons-nous pas, en effet, dans les observations que nous avons rapportées et où l'ictus apoplectique a marqué le début des accidents, que le minimum de la survie a été de deux jours? tandis que dans un cas où il n'y avait pas eu de perte de connaissance la mort est survenue au bout de quarante heures; enfin, dans l'observation de M. Raymond, c'est vingt-deux jours après le début que la malade succombe; elle n'avait pas présenté, il est vrai, d'ictus apoplectique bien accusé, si ce n'est vingt-quatre heures avant la mort.

Nous pensons donc, contrairement à l'opinion de M. Hillairet, que la forme dans laquelle les malades succombent en quatre, cinq, six ou dix heures, est la plus rare, et que c'est en général entre deux et dix jours, que l'on voit survenir la mort.

Aussi ne croyons-nous pas devoir décrire deux formes distinctes, nous réservant de signaler, chemin faisant, les particularités qui peuvent faire prévoir une issue plus ou moins rapide d'après le mode d'évalution des différents symptômes.

Lorsque l'hémorrhagie du cervelet se fait sans fracas, les malades, qui depuis un temps variable se plaignaient de céphalalgie, de fourmillements dans les membres, sont pris tout d'un coup d'étourdissements et de vertiges; ils oscillent, ils chancellent, tombent quelquefois sans avoir le temps de s'asseoir. C'est alors qu'ils présentent des vomissements en général bilieux, variables dans leur abondance, mais ils n'ont pas perdu connaissance et ils peuvent rendre compte exactement de tout ce qu'ils ont éprouvé. D'autres fois, au contraire, le début est plus brutal; les malades tombent subitement foudroyés, comme cela s'observe plus souvent dans l'hémorrhagie cérébrale, et ce n'est qu'au bout de dix minutes à un quart d'heure, quelquefois deux ou trois heures, rarement plus tard, qu'ils commencent à reprendre l'usage de leurs sens et à recouvrer l'intelligence. C'est quelquefois dans les premiers instants qui suivent le retour à la connaissance que surviennent les vomissements, contrairement à ce qui se passe dans l'apoplexie cérébrale. Dans cette dernière, en effet, le vomissement suit de près l'ictus et est en général, après lui, le premier symptôme observé.

La coloration de la face est variable; parfois d'une pâleur extrême, elle est, dans d'autres circonstances, rouge et vultueuse; de plus, elle présente un aspect d'hébétude tout particulier.

Les troubles de la motilité sont très-variables. Dans la grande majorité des cas bien observés, on n'a pas signalé de paralysie localisée. L'hémiplégie n'a été que rarement constatée; et, lorsqu'elle existait, elle était tantôt croisée, tantôt directe. De plus, jamais elle ne s'accompagne de paralysie faciale; cependant, M. Hillairet a noté, une fois sur vingt-six cas, la déviation de l'une des commissures, et nous verrons que, dans l'observation de M. O. Larcher rapportée plus loin, il existait une hémiplégie de la face nettement caractérisée. Nous aurons plus tard à nous occuper de l'interprétation de ces faits.

Mais un symptôme qui a beaucoup plus d'importance parce qu'il ne fait jamais défaut, c'est la faiblesse musculaire générale. Les malades sont dans l'impossibilité absolue de rester debout, de se maintenir en équilibre;

ils chancellent et ne tardent pas à tomber si on les abandonne à eux-mêmes. Le plus souvent ils sont incapables de quitter leur lit, sur lequel ils ne peuvent même pas rester assis. Mais lorsqu'ils sont couchés, ils impriment, quoique lentement, à leurs membres des mouvements de va-et-vient suffisants pour protester contre la paralysie.

Un autre symptôme négatif constant de l'hémorrhagie cérébelleuse, c'est l'absence d'anesthésie; partout la sensibilité est intacte; il existe même quelques observations dans lesquelles elle aurait été trouvée manifestement exagérée, mais ces faits sont rares.

Du côté des yeux, les phénomènes les plus constants sont ceux que présentent les pupilles; elles sont quelquefois dilatées, mais beaucoup plus souvent contractées. Leur sensibilité à la lumière est variable : tantôt elles réagissent comme à l'état normal; d'autres fois, au contraire, elles sont absolument insensibles. Enfin on a signalé des déviations des globes oculaires sur lesquelles nous aurons à revenir.

En général, l'intelligence est intégralement conservée; c'est encore là un fait particulier aux hémorrhagies du cervelet. Les malades comprennent très-bien toutes les questions qui leur sont posées, et souvent, quoique plongés dans un coma en apparence profond, ils répondent avec netteté. Nous signalerons toutefois une lenteur marquée dans la prononciation, lenteur qui tient probablement à ce que la langue, au même titre que tous les muscles de l'économie, est plus ou moins affaiblie dans son activité fonctionnelle. Mais il n'y a pas là, comme dans l'apoplexie cérébrale, une paralysie de l'organe, car on n'observe jamais la moindre déviation ni à droite ni à gauche; et en général, la langue est assez facilement portée hors de la cavité buccale.

Nous mentionnerons aussi un certain degré de ralentissement du pouls et des mouvements respiratoires, qui a été signalé dans certains cas, mais qui est loin d'être constant.

Quant à la marche des différents symptômes que nous venons de signaler, elle est variable suivant les cas; mais on peut dire, d'une façon générale, que la terminaison est rapide et presque toujours mortelle.

Les vomissements se reproduisent à des intervalles plus ou moins éloignés; ou bien ils marquent le début seulement pour ne plus reparaître; dans certaines circonstances, ils manquent même totalement; en général, ils cessent aux approches de la mort, même dans les cas où ils se sont répétés avec la plus grande ténacité.

Lorsque survient la période ultime, on est averti par des symptômes nettement tranchés. L'intelligence, qui jusqu'alors était restée intacte, commence à s'obscurcir, les membres tombent dans la résolution, la respiration devient anxieuse, le pouls est petit, fréquent, irrégulier, et les malades ne tardent pas à succomber dans le carus et le stertor.

DEUXIÈME PARTIE

EXAMEN DE CHACUN DES SYMPTOMES

Avant d'entreprendre la description détaillée des symptômes, disons un mot de l'habitus extérieur pour n'y plus revenir. A part un cas dans lequel on a signalé une tendance irrésistible du malade à se porter du côté gauche, jamais, dans les faits observés jusqu'alors, on n'a constaté ni le mouvement de manége, ni l'incurvation du tronc, ni l'inclinaison latérale. Le symptôme qui a été le plus souvent noté est le renversement de la tête en arrière, encore est-il peu fréquent.

Troubles de la motilité. — Les troubles que l'on constate du côté de l'appareil locomoteur dans les affections qui intéressent la substance cérébelleuse et surtout dans l'hémorrhagie, ne sont pas aussi simples ni aussi constants que l'avait prétendu Andral (loc. cit.). Il avait vu, dans trois cas d'hémorrhagie limitée au cervelet, l'hémiplégie se manifester du côté opposé à la lésion. De là à conclure que la paralysie se comportait comme dans l'hémorrhagie cérébrale, il n'y avait qu'un pas, et c'est en effet la conclusion à laquelle il est arrivé, conclusion qui est loin de traduire l'expression réelle des faits, comme nous le verrons plus loin. L'éminent clinicien est néanmoins fort embarrassé lorsqu'il se trouve en présence de trois autres cas dans lesquels il y avait simultanément un foyer hémorrhagique dans les hémisphères opposés du cerveau et du cervelet, coïncidant avec une hémiplégie croisée par rapport à la lésion cérébrale.

Il se demande alors « pourquoi l'épanchement du cervelet n'a plus le pouvoir de paralyser les membres du côté opposé. » Il n'en serait pas toujours ainsi; car dans un cas, M. Piorry (*Lancette française*, n° du 17 octobre 1829), a vu la paralysie croisée se produire en premier lieu sous l'influence d'une hémorrhagie cérébelleuse, et un peu plus tard, une paralysie croisée apparaître en second lieu et répondre à un ramollissement dans le lobe opposé du cerveau. « On voit donc ici, ajoute M. Piorry, un nouvel exemple de l'action croisée du cervelet, action qui n'a pas toujours été reconnue; on sait que Magendie, après avoir comparé trois observations recueillies par différents auteurs, et dans lesquelles une lésion du cervelet avait déterminé une paralysie non croisée, avait émis l'opinion que le cervelet exerçait sur les mouvements une action en sens inverse du cerveau. On sait encore qu'ayant vu un cas dans lequel la lésion du cervelet était croisée avec la paralysie, il se demanda si on ne pourrait pas admettre que le caillot qui existait à la base du cervelet eût comprimé le côté opposé de la moelle allongée. » Nous verrons bientôt que cette dernière hypothèse de Magendie devait plus tard rallier l'opinion des physiologistes les plus autorisés, et qu'elle méritait moins la piquante ironie de M. Piorry.

Il faut arriver jusqu'à M. Hillairet, en 1858 (*loc. cit.*) pour avoir des notions plus précises sur les phénomènes paralytiques observés dans l'hémorrhagie cérébelleuse. Le résulat auquel ont abouti les recherches de cet habile observateur suffit pour dévoiler l'erreur dans laquelle était tombé Andral. Il a démontré, en effet, que l'hémorrhagie du cervelet ne s'accompagne pas fatalement d'hémiplégie, et « que, si dans la majorité des cas, les lésions d'un hémisphère cérébelleux détérminent la paralysie croisée du mouvement, il en est beaucoup où il n'y a pas de paralysie. » Mais il n'a relevé qu'en partie l'erreur commise par Andral; car, s'il s'inscrit en faux contre l'existence constante de l'hémiplégie, il admet que celle-ci, lorqu'elle existe, est toujours croisée. « Dans tous ces cas, dit-il, faisant allusion aux quatorze observations dans lesquelles il y avait eu hémiplégie, dans tous ces cas la paralysie a été croisée.... Je n'ai donc pas à parler, si ce n'est que pour mémoire, de ces faits bien rares et bien anciens de paralysie directe cités par Rochoux, qui s'expliquent d'ailleurs par une anomalie anatomique » (*Loc. cit.* p. 550).

Quelques années plus tard (1862), MM. Auguste Ollivier et Leven sont moins affirmatifs. Voici ce qu'on lit, page 73 (*loc, cit.*) : « Les paralysies limitées sont presque toujours croisées.... Cependant Plancus et Rostan ont observé l'hémiplégie directe, chacun une fois, dans un cas de ramollissement du cervelet. »

M. Brown-Séquard (*The lancet*, 1861) était arrivé à la même conclusion que M. Hillairet, c'est-à-dire qu'il admettait l'hémiplégie toujours croisée.

En 1863, M. le Dr Gustave Lanoix (1) consacrait sa thèse inaugurale à démontrer que l'hémiplégie est rare dans les lésions cérébelleuses, et que, lorsqu'elle existe, elle est due, non à la lésion elle-même, en tant qu'intéressant le cervelet, mais bien à un phénomène de compression sur le bulbe. Mais si M. Lanoix a le mérite d'avoir le premier insisté beaucoup sur la rareté de l'hémiplégie dans les affections cérébelleuses et, en particulier, l'hémorrhagie, il ne paraît pas s'être douté que, dans certains cas, la paralysie siége du côté de la lésion, c'est-à-dire, qu'elle est *directe.*

On lit, page 26 : « Sur 33 observations d'apoplexie cérébelleuse que j'ai analysées, j'en compte 9, tout au plus, dans lesquelles la paralysie croisée soit manifeste. »

Et plus loin, page 40 : « D'après ce qui précède, on voit que j'admets parfaitement que des hémiplégies aient été observées dans les cas d'hémorrhagies cérébelleuses; mais j'affirme que c'est là l'exception, ce phénomène n'étant pas, je crois, le symptôme direct de l'hémorrhagie cérébelleuse, mais celui de la compression du bulbe. »

Gintrac (2) se contente de faire remarquer que les hémiplégies ne sont pas communes : 14 seulement sur les 56 observations qu'il a pu recueillir dans les différents auteurs. Il n'est pas fait mention, dans cet article, riche de faits, de l'hémiplégie directe.

(1) Lanois, Etude critique de l'hémiplégie croisée dans les affections cérébelleuses; Thèse de Paris, 1863, n° 9.

(2) Pathologie interne et thérapie médicale, 1868, t. VII.

M. Luys, dans son mémoire de 1864, considère, avec les auteurs dont nous venons de parler, les hémiplégies consécutives aux lésions cérébelleuses comme rares. Il s'exprime ainsi : « Y a-t-il, comme dans le cerveau, des rapports de causes à effet ? Et dans ce cas, ces hémiplégies sont-elles croisées comme pour le cerveau, ou sont-elles directes ? Ce sont là autant de questions insolubles.... Il ne faut donc pas se hâter de conclure si l'hémiplégie est directe ou croisée » (1). M. Luys a rencontré ces deux variétés d'hémiplégie à peu près en égale proportion : 8 fois directe, 6 fois croisée. « En résumé, dit-il, les troubles fonctionnels observés dans les cas de lésion du cervelet sont surtout caractérisés par la faiblesse et la disharmonie des actes locomoteurs » (2).

Nous avons analysé avec soin les nombreuses observations rapportées dans les différents mémoires, ayant trait aux affections cérébelleuses, quelles qu'elles soient. Or, nous n'avons trouvé que douze cas où l'hémiplégie eût été nettement signalée ; cinq fois elle était directe, sept fois croisée. Dans les cinq faits d'hémiplégie directe, il s'agissait : tumeur d'un des lobes cérébelleux, trois fois ; ramollissement deux fois. Dans les sept cas d'hémiplégie croisée, on signale : tumeur, une fois ; ramollissement, quatre fois ; hémorrhagie deux fois.

Nous pouvons ajouter à ces douze observations les deux cas dus à Plancus et à Rostan dans lesquels le

(1) Loc. cit., p. 585.
(2) Loc. cit., p. 587.

ramollissement d'un lobe cérébelleux s'est accompagné d'hémiplégie directe.

Dans les sept observations d'hémorrhagie cérébelleuse que nous avons rapportées et qu'on lira plus loin, l'hémiplégie n'a été signalée qu'une seule fois (obs. de M. Raymond), et, là encore, elle était directe. Dans les six autres cas, on n'a pas observé de paralysie localisée. Cependant, dans l'une des deux observations dues à M. Vulpian et que nous avons empruntées au mémoire de MM. Aug. Ollivier et Leven, voici ce que nous lisons : « Les mouvements du bras droit sont *presque* impossibles ; le bras gauche soulevé retombe inerte. » Il s'agissait d'un foyer hémorrhagique dans le lobe cérébelleux gauche. Cette observation manque de détails. et nous la laissons de côté, bien qu'à la rigueur on puisse, sans forcer les faits, la classer au nombre des cas d'hémiplégie directe.

D'après ce qui précède, il est facile de comprendre combien était fausse et prématurée la conclusion d'Andral. Nous voyons, en effet, que l'hémiplégie est relativement rare dans l'apoplexie du cervelet, tandis qu'au contraire elle est la règle presque infaillible dans l'hémorrhagie cérébrale. Aussi ne faut-il pas, en général, s'attendre à rencontrer ce symptôme ; et, lorsqu'il existera, se garder de rien préjuger sur le siége de la lésion.

Ce qui paraît bien établi aujourd'hui et que l'on peut considérer comme un symptôme constant de l'hémorrhagie cérébelleuse, c'est l'affaiblissement général de tout l'appareil locomoteur, affaiblissement qui se traduit par l'incertitude de la démarche et plus souvent par l'impossibilité de se tenir debout ; les malades, mal équilibrés, chancellent, et présentent ce phénomène remarquable qu'on a décrit sous le nom de *titubation* ou *ataxie cérébelleuse*. Mais, dans la grande majorité des cas, la faiblesse musculaire est portée plus loin : les malades semblent, au premier abord, paralysés de tout le corps, et ce n'est que par un examen plus approfondi, qu'il est permis de s'apercevoir que les membres sont encore susceptibles de quelques mouvements. C'est sans doute à des faits analogues mal interprétés qu'il faut rapporter la plupart des cas dans lesquels on a signalé la paralysie, soit des deux membres supérieurs, soit plus souvent des deux membres inférieurs, soit enfin des quatre membres à la fois. Cette résolution générale ne survient qu'à la période ultime, comme elle apparaît, du reste, dans les mêmes conditions pour l'hémorrhagie cérébrale.

Lorsqu'il existe une hémiplégie, qu'elle soit croisée ou directe, on observe simultanément une asthénie plus ou moins accentuée de l'autre côté du corps, fait qui est particulier à l'hémorrhagie cérébelleuse et qu'on ne retrouve pas quand la lésion occupe l'un des hémisphères cérébraux. C'est surtout sur la constance de ce symptôme que les auteurs se sont appuyés pour faire du cervelet le centre moteur de tous les muscles de l'économie. Cette interprétation physiologique est, sans contredit, celle qui concorde le mieux avec l'observation clinique ; et, bien que, depuis Rolando, cette hypothèse ait été battue en brèche, nous devons dire, cependant qu'elle trouve aujourd'hui crédit près de plusieurs médecins, parmi lesquels nous citerons M. le Dr Luys.

Tout en reconnaissant qu'il peut y avoir du vrai dans la *faculté coordinatrice* de Flourens et le *sens musculaire* de Lussana, M. le Dr Poincarré n'hésite pas à partager la manière de voir de M. Luys et à considérer le cervelet comme étant « avant tout un *foyer créateur*, vu qu'il renferme une grande quantités de cellules » (1).

Quand l'hémiplégie se manifeste, quelle interprétation rationnelle peut-on donner à ce symptôme? C'est là un problème d'une solution d'autant plus difficile que nous savons parfaitement aujourd'hui que la lésion d'un des lobes cérébelleux peut donner lieu à une hémiplégie, tantôt croisée, tantôt directe.

D'après Longet, la paralysie directe serait tout à fait exceptionnelle et ne pourrait s'expliquer que par une anomalie anatomique dans l'entrecroisement habituel des fibres de la moelle.

M. Vulpian, qui révoque en doute ces anomalies dont parle Longet, admet deux explications. Lorsqu'il s'agit d'une hémiplégie croisée, il l'attribue à la compression que l'un des lobes du cervelet exerce sur l'une des moitiés de la protubérance et du bulbe. Dans les cas, au contraire, où la paralysie siége du même côté que la lésion, M. Vulpian trouve l'explication dans ce fait anatomique que le cervelet communique avec la moelle épinière surtout par des fibres qui ne s'entre-

(1) Poincarré. Nancy, 1874. Leçons sur la physiologie normale et pathologique du système nerveux, t. II, p. 149.

croisent pas. De plus, M. Vulpian pense que l'hémiplégie est presque constamment directe lorsque la lésion se rapproche de la racine des pédoncules (1). C'est, du reste, ce qui existait de la façon la plus évidente dans l'observation qu'a bien voulu nous communiquer notre collègue M. Raymond.

Nous lisons dans le travail de Turner, intulé : *De l'atrophie partielle ou unilatérale du cervelet, de la moelle allongée et de la moelle épinière* (Thèse de Paris, 1856) : « On sait que chez les sujets atteints d'atrophie cérébelleuse et cérébrale, l'hémiplégie était du côté du lobe cérébelleux malade. Faut-il en conclure que l'influence du cervelet sur le mouvement est directe ? » M. Brown-Séquard, s'appuyant sur les faits observés par M. Turner, se demande si l'on ne pourrait pas trouver là l'explication des hémiplégies directes. Pour lui, l'hémiplégie en apparence directe, d'origine cérébelleuse, ne serait autre chose qu'une hémiplégie croisée déterminée par une lésion cérébrale consécutive à l'altération cérébelleuse.

MM. Béhier et Hardy (*Traité de pathologie interne*, page 447), font remarquer, avec raison, que les faits de M. Turner, invoqués par M. Brown-Séquard, à « l'appui de son opinion, établissent que l'influence de nutrition qui existe entre le cerveau et le cervelet s'exerce du premier de ces organes, dont l'altération est primitive, au second, qui n'est pris que consécutivement, et que ces observations ne prouvent nul-

(1) Vulpian. Leçons sur la physiologie du système nerveux, p. 606 à 609.

lement l'influence analogue du cervelet sur le cerveau.»

Enfin, M. Brown-Séquard invoque encore, pour expliquer la paralysie directe, l'irritation du pédoncule cérébelleux moyen; c'est ce qu'il a appelé la paralysie *active* ou *médiate*, ou encore *réflexe* ou *sympathatique* (1).

Si les physiologistes ne s'entendent pas lorsqu'il s'agit d'interpréter l'hémiplégie directe, il n'en est plus de même quand elle est croisée; ils sont unanimes pour la rapporter à un phénomène de compression exercé sur la moelle allongée par l'un des lobes du cervelet. Mais si ce mécanisme est facile à comprendre lorsqu'un foyer hémorrhagique vient subitement augmenter le volume de l'un des hémisphères cérébelleux, l'explication devient plus difficile lorsqu'on a affaire à un ramollissement plus ou moins étendu. Comment, dans ce cas, expliquer l'hémiplégie croisée que l'on a signalée à plusieurs reprises? On ne pourra invoquer la compression; et, d'autre part, rien n'est moins démontré que l'influence directe du cervelet sur la motilité. On le voit, ce sujet est encore enveloppé de nombreuses difficultés, qni ne pourront être aplanies que par l'obesrvation rigoureuse des faits.

Face. — Contrairement à ce qui se passe constamment dans l'apoplexie cérébrale, on n'observe pas de paralysie faciale dans l'hémorrhagie cérébelleuse. Mais, en revanche, il existe toujours un aspect particulier du visage caractérisé par l'hébétude et le manque d'expression. Nous croyons, avec M. Brown-Séquard, qu'il faut

(1) Brown-Séquard. Jourual de la physiologie, 1859, t. II, p. 125.

attribuer ce phénomène à ce que les muscles de la face sont atteints dans leur activité fonctionnelle, au même titre que tous les muscles de l'économie. Toutefois, ce serait une erreur de croire que l'hémiplégie faciale ne se rencontre jamais dans l'hémorrhagie du cervelet. Sans parler de ces cas où l'on a signalé, sans y insister, un léger abaissement de l'une des commissures labiales, nous devons dire que la paralysie faciale franche peut exister, témoin l'observation de M. O. Larcher, qu'on lira plus loin. Ce symptôme semble, *a priori*, devoir compliquer la question, mais il se présente avec des particularités telles que, lorsqu'il existera, il constituera un élément de plus pour le diagnostic.

Dans le cas auquel nous venons de faire allusion et qui est le seul où nous ayons vu la paralysie faciale nettement signalée, elle était directe, et présentait tous les caractères des paralysies de causes périphériques, c'est-à-dire, que l'orbiculaire des paupières était intéressé ; et, à l'autopsie, on trouva que le foyer hémorrhagique comprimait manifestement la portion dure du nerf facial au niveau de son point d'émergence.

L'hémiplégie faciale diffère donc complètement dans ce cas de l'hémiplégie de cause centrale, c'est-à-dire, de celle qui s'observe dans les lésions cérébrales, hémorrhagie ou ramollissement; car, alors, l'orbiculaire des paupières est toujours respecté et la paralysie siége invariablement du côté opposé à la lésion.

Troubles de la motilité du côté de la langue : — Nous retrouvons ici le même affaiblissement musculaire que nous avons signalé dans le reste de l'économie; mais on n'a jamais noté de paralysie, comme cela s'observe presque toujours à la suite de l'hémorrhagie cérébrale. Cette faiblesse se traduit par de la paresse dans les mouvements de l'organe : les malades ont de la difficulté à remuer la langue, à la tirer hors de la bouche; mais jamais la pointe ne présente la moindre déviation. M. Hillairet n'a trouvé dans les auteurs qu'une exception à cette règle. — Comme conséquence de l'affaiblissement survenu dans l'appareil musculaire de la langue, on observe, d'une façon à peu près constante, une lenteur souvent très-accusée dans la prononciation des mots. Cependant, le plus ordinairement les réponses sont faciles et très-intelligibles, jusqu'au moment où les malades tombent dans un coma profond d'où il est impossible de les tirer, et qui annonce la terminaison rapidement fatale.

Il existe quelquefois des troubles du même ordre du côté des muscles qui concourent à l'acte de la déglutition. Les malades sont alors dans l'impossibilité d'avaler les aliments soit solides soit liquides, ou ils n'y arrivent qu'avec la plus grande difficulté. Il y a là une véritable dysphagie par faiblesse musculaire.

Cette gêne de la déglutition, trahissant une paralysie du pharynx, a été observée par M. Brown-Séquard dans beaucoup de cas de la lésion de la protubérance (1).

Pour en finir avec les troubles que l'on observe du côté de l'appareil locomoteur, nous allons étudier les déviations oculaires propres à l'hémorrhagie cérébel-

(1) Brown-Sequard Journal de la physiologie, 1861, t. II, p. 129.

leuse; nous commencerons par dire un mot sur l'état des pupilles.

Pupilles.—Si, dans l'apoplexie cérébrale, les pupilles n'offrent rien de particulier à considérer, il n'en est plus de même lorsque la lésion occupe le cervelet. Mais les modifications qu'elles présentent alors ne sont pas toujours identiques.

La dilatation et la sténose sont tour à tour observées. D'après Rochoux, ces deux variétés se rencontreraient avec une égale fréquence. Lallemand se prononce en faveur de la dilatation. M. Durand-Fardel (1) au contraire, affirme de la manière la plus positive que les pupilles sont immobiles à l'approche de la lumière, et qu'elles sont bien plus souvent contractées que dilatées. Dans la plupart des observations, même récentes, on a souvent négligé de signaler ce symptôme. Cependant nous croyons, avec MM. Durand-Fardel et Hillairet, que la contraction est plus fréquente que la dilatation; mais nous ne pouvons pas admettre l'immobité absolue, car nous avons vu dans plusieurs observations qu'elles étaient manifestement influencées par la lumière.

Dans les sept observations que nous avons rapportées, l'état des pupilles a été noté trois fois seulement: deux fois elles étaient contractées, une fois dilatées.

Sur les vingt-six cas dont parle M. Hillairet, il n'a été mentionné que douze fois: contraction, sept fois; dilatation, cinq fois.

(1) Traité clinique et pratique des maladies des vieillards.

Déviations des globes oculaires. On a signalé souvent la fixité du regard qui donne à la physionomie un aspect tout particulier; c'est, en effet, un symptôme assez fréquent de l'hémorrhagie cérébelleuse. Les déviations sont au contraire, un phénomène beaucoup plus rarement observé. En lisant les expériences que MM. Aug. Ollivier et Leven ont pratiquées sur les animaux, on est tenté de considérer le strabisme, soit simple, soit double, comme un symptôme constant, ou à peu près, des affections cérébelleuses, et principalement de l'hémorrhagie; mais l'observation clinique démontre qu'il n'en est rien. Le strabisme n'a pas été signalé par les auteurs, et, d'après M. Hillairet, ce symptôme n'existerait jamais dans l'hémorrhagie du cervelet. Les observations consignées dans notre travail viennent confirmer cette manière de voir.

Sans doute on lira dans l'observation de M. O. Larcher, que le malade a présenté du strabisme convergent de l'œil droit, mais il s'agissait d'une paralysie par compression du nerf de la sixième paire et non pas d'un strabisme d'origine cérébelleuse.

Si le strabisme n'existe pas quand la majeure partie d'un des lobes du cervelet a été détruit par le raptus hémorrhagique, comment expliquer l'existence à peu près constante de ce symptôme dans les cas de vivisections où il n'y avait, pour toute lésion, qu'une simple piqûre de l'un des hémisphères cérébelleux?

N'est-il pas plus rationnel de voir, dans ce cas, un phénomène d'irritation déterminant à distance des actions réflexes qui se traduisent par des déviations oculaires variables dans leurs directions, que de considérer le cervelet comme le centre moteur des muscles de l'œil?

Aussi n'acceptons-nous qu'avec une certaine réserve la conclusion suivante de MM. Aug. Ollivier et Leven : « Le strabisme est donc sous la dépendance de la lésion cérébelleuse ; les muscles qui meuvent le globe oculaire son innervés par le cervelet, comme les autres muscles du corps. Et ailleurs : les seuls phénomènes qui relèvent directement de la lésion cerebelleuse, sont le strabisme, la dilatation pupillaire, la contraction pupillaire, etc. » (*loc. cit.*)

Mais, si l'on n'observe pas de strabisme dans l'apoplexie cérébelleuse, nous devons cependant appeler l'attention sur une variété de déviation oculaire qui a fait le sujet d'un travail fort intéressant de la part de M. Prévost (1), et qu'il a désignée sous le nom de déviation conjuguée des yeux. M. Prévost a établi, en effet, sur un grand nombre d'observations, que la déviation conjuguée est un symptôme fréquent, soit de l'hémorrhagie, soit du ramollissement cérébral, et que, lorsqu'elle existe, elle se fait toujours du côté opposé à l'hémiplégie, c'est-à-dire, du côté de la lésion. Mais il fait remarquer qu'il n'en est plus de même lorsque la lésion porte sur l'isthme de l'encéphale. S'appuyant d'une part, sur ce fait expérimental que, lorsqu'on blesse sur un animal un point de l'isthme de l'encéphale (protubérance, cervelet, pédoncules), le mouvement de rotation sur l'axe et le mouvement de manége se font souvent du côté opposé à la lésion, et, d'autre part,

(1) Prévost. Thèse de Paris, 1868.

sur trois observations cliniques, il conclut que, « dans le cas de lésion siégeant dans l'isthme encéphalique, la déviation conjuguée des yeux et de la tête peut avoir lieu du côté opposé à la lésion. » En 1873, on publiait deux nouveaux faits en faveur de cette manière de voir : l'un est dû à notre collègue et ami M. Landouzy dont nous avons rapporté l'observation à la fin de ce travail ; l'autre, à M. le docteur Desnos (*Union médicale*, 27 mars 1873). Il s'agissait dans le premier cas d'un ramollissement aigu du lobe droit du cervelet par embolie dans l'artère vertébrale droite ; et, dans l'autre, d'une hémorrhagie de la protubérance. Dans les deux cas, la déviation conjuguée s'était opérée du côté de l'hémiplégie. Enfin, on trouvera dans l'observation que nous a communiquée notre ami M. Raymond, un nouvel exemple qui vient confirmer la règle posée par M. Prévost.

M. Prévost n'admet, pour expliquer la déviation conjuguée des yeux, ni la paralysie, ni la contracture de certains groupes musculaires; mais, selon lui, ce phénomène n'a pas de rapport avec le strabisme. Quoi qu'il en soit, c'est là un symptôme qui doit être pris en très-grande considération, car, lorsqu'il existera, ne serait-ce que passagèrement, il sera d'un secours puissant pour le diagnostic. M. Prévost fait remarquer que souvent il « cesse au moment où se développent les symptômes de l'agonie. » En outre, l'ictus apoplectique serait en général nécessaire à sa production. Dans le cas de M. Auguste Ollivier, les accidents avaient débuté par l'ictus. Dans l'observation de M. Raymond, les premiers phénomènes ont été marqués par des vertiges, des étourdissements, de la perte partielle de connaissance, des vomissements, mais pas d'ictus ; ce n'est que plus tard, vingt-un jours après l'apparition des premiers symptômes, que la malade tombe tout d'un coup dans un coma apoplectique complet, et succombe après vingt-quatre heures. C'est à ce moment qu'on a vu survenir la déviation conjuguée des yeux, avec cette particularité que la tête était tournée du côté opposé, contrairement à ce qui s'observe d'ordinaire. On sait, en effet, que la rotation de la tête et la déviation conjuguée des yeux sont deux choses connexes, et qu'elles s'effectuent toujours dans le même sens.

Il est un autre symptôme que M. le Dr Gadaud (1) considère comme étant de la même espèce de mouvements que la rotation de la tête et la déviation conjuguée des yeux, et qui semblerait devoir se rencontrer dans l'hémorrhagie cérébelleuse, nous voulons parler du nystagmus. « Il se produit d'autant plus aisément, dit l'auteur, qu'on se rapproche davantage des régions voisines du mésencéphale. » Or, ce symptôme n'a pas été signalé une seule fois dans les nombreuses observations que nous avons eu l'occasion de consulter pour la rédaction de ce travail.

Convulsions et contractures. — Les convulsions et les contractures s'observent moins souvent que dans l'hé-

(1) Gadaud. Etude sur le nystagmus, Thèse de Paris, 1869.

morrhagie cérébrale. On sait, en effet, que les secousses tétaniformes, que l'on voit survenir dans les membres après une attaque d'apoplexie, indiquent presque à coup sûr une hémorrhagie ventriculaire. Ce symptôme s'observe aussi quelquefois, mais non toujours, dans l'hémorrhagie méningée. Sur les cinquante-six observations consignées dans le livre de Gintrac, des convulsions et des contractures ont été vues chez dix malades (*loc. cit.*, p. 317). Enfin, on l'aurait surtout constaté pour l'hémorrhagie cérébelleuse, dans les cas où la substance grise du cervelet aurait été déchirée en un ou plusieurs points par le raptus hémorrhagique. Les convulsions que l'on a observées quelquefois peuvent se manifester au début et accompagner l'ictus, ou bien au moment où les malades tombent dans le coma de la dernière période. Ajoutons que dans un cas on a signalé la contracture des muscles des mâchoires, et que la malade que nous avons eu l'occasion d'observer accusait dans les mollets des crampes très-douloureuses. Enfin, il est un autre symptôme que nous avons vu consigné dans plusieurs observations, ce sont les convulsions du diaphragme. Il faudra donc tenir compte du hoquet, lorsqu'on le rencontrera, car nous ne sachions pas qu'il ait jamais été observé dans l'hémorrhagie cérébrale.

Troubles de la sensibilité générale. — On sait que la sensibilité cutanée est toujours plus ou moins affaiblie, quelquefois complètement abolie, du côté paralysé, dans l'hémorrhagie cérébrale. Or, c'est là un symptôme que l'on ne retrouve presque jamais dans l'apoplexie du cervelet. Sur les vingt-six faits analysés par M. Hillairet, vingt-une fois la sensibilité était intacte; cinq fois seulement il y avait un degré plus ou moins marqué d'anesthésie. Dans les cas que nous avons rapportés, la sensibilité a été constamment trouvée normale, excepté dans un cas (*obs.* de M. Raymond) où elle aurait été, non pas affaiblie, mais un peu exaltée. Aussi ne pouvons-nous partager l'opinion de Gintrac (1), qui prétend que « l'hémorrhagie cérébelleuse a souvent porté une atteinte grave à l'exercice de la sensibilité. » Nous pensons que les observations, déjà anciennes pour la plupart, sur lesquelles cet auteur a basé sa conclusion, n'ont peut-être pas été recueillies avec toute la rigueur désirable.

Elle persiste dans son intégrité presque jusqu'à la fin. Déjà les malades sont tombés dans le coma et la résolution; ils ne parlent plus et semblent ne plus entendre les questions qu'on leur adresse; leurs membres sont flasques et inertes et incapables du moindre mouvement. Or, si à ce moment on vient à les pincer, ils accusent par une contraction grimaçante de la face la sensation désagréable qu'ils ressentent. Ce n'est que tout à fait à la dernière période, pendant les quelques heures qui précèdent la mort, que la sensibilité générale s'émousse et s'éteint complètement.

Troubles de la sensibilité spéciale. — Ils sont aussi rares que les altérations de la sensibilité générale. Ce-

(1) Gintrac. Loc. cit., p. 318.

pendant les troubles de la vue et de l'ouïe auraient été observés quelquefois. D'après Brown Séquard, l'amaurose que l'on rencontre si souvent dans les cas de tumeur inflammatoire du cervelet serait beaucoup plus rarement observée dans l'hémorrhagie. Cet auteur n'en connaît que deux cas ; et nous avouons n'avoir vu ce symptôme signalé dans aucune observation. Sans doute, on a parlé quelquefois d'affaiblissement de la vue ; mais il ne faut pas se hâter d'en faire le symptôme de l'hémorrhagie du cervelet, et se souvenir que le plus souvent on observe sur des vieillards dont la vue a naturellement faibli, et que quelquefois ils sont atteints de cataractes, comme nous en avons vu plusieurs exemples.

On comprend que ces altérations n'ont absolument rien à démêler avec l'hémorrhagie cérébelleuse. Gintrac (1) signale l'obscurcissement plus ou moins complet de la vue dans cinq cas.

Du reste, MM. Auguste Ollivier et Leven font remarquer que ces désordres ne peuvent se produire que dans des affections à marche lente, et qu'il est tout naturel de les voir manquer dans l'hémorrhagie.

Les troubles fonctionnels du côté de l'ouïe ne sont pas moins rares. Leur interprétation serait peut-être plus facile. On comprend, en effet, que dans certains cas le nerf auditif puisse être comprimé au même titre que le nerf facial, et donner lieu à des signes de surdité du côté de la lésion.

(1) Gintrac. Loc. cit., p. 317.

On comprend aussi, *a priori*, que, dans quelques circonstances, il soit possible d'observer de l'hyperacousie (Landouzy de Reims), lorsque le nerf facial se trouve seul paralysé.

Troubles du côté de l'appareil cardio-pulmonaire. — Dans quelques cas, on a signalé un certain degré de ralentissement dans les battements du cœur et les mouvements respiratoires. Ces symptômes coïncideraient avec un abaissement plus ou moins marqué de la température, et se rencontreraient plus généralement au début des accidents.

Cependant, dans le cas qui nous est personnel, nous n'avons trouvé que 14 respirations à la minute quelques heures avant la mort; et nous avons noté en même temps des suspensions de la respiration qui ont duré jusqu'à quinze secondes.

Tous les auteurs s'accordent pour attribuer ces phénomènes à la compression du bulbe ; cependant M. Hillairet se demande avec raison, selon nous, si, pour la respiration, on ne peut pas invoquer pour une certaine part, la paresse des muscles qui président aux mouvements de la cage thoracique.

Mais, il faut bien le dire, le plus ordinairement ces symptômes manquent d'une manière absolue. Le pouls et la respiration, s'effectuant dès le début avec leur rhythme normal, ne tardent pas, lorsque les phénomènes s'aggravent, à prendre une certaine fréqnence, et présentent alors la même marche que dans l'hémorrhagie cérébrale qui se termine par la mort. Le pouls et la respiration s'accélèrent graduellement: le pouls arrive à 120, 130 et au-delà; jusqu'alors régulier et assez fort, il devient petit et irrégulier; en même temps la respiration s'accomplit avec plus de difficulté; elle monte jusqu'à 35 ou 40; elle est bruyante, stertoreuse et fait bientôt place au râle trachéal qui signale la mort prochaine.

Troubles intellectuels. — Contrairement à ce que l'on observe dans la majorité des cas graves d'hémorrhagie cérébrale, l'intelligence reste toujours presque complètement intacte. Souvent les malades ne perdent pas connaissance et peuvent raconter tout ce qu'ils ont éprouvé.

D'autres fois, lorsque la maladie débute par l'ictus apoplectique, la perte de connaissance peut durer plus on moins longtemps, depuis quelques minutes jusqu'à deux ou trois heures, rarement davantage. Lorsque les malades ont repris l'usage de leurs sens, ils répondent avec netteté aux questions qu'on leur adresse. Disons cependant que, dans certains cas exceptionnels, la mort survient avec tant de rapidité que les facultés intellectuelles sont complètement anéanties depuis le début jusqu'à la fin.

Mais le plus souvent, pendant le cours des accidents, on constate des intermittences de coma et de retour à la veille.

Étendus sur leur lit, immobiles, les yeux fermés, les malades semblent comme assoupis, mais il est facile de les tirer de ce sommeil en les pinçant ou en leur parlant à haute voix. Pour bien faire comprendre cet état particulier qui caractérise l'hémorrhagie cérébelleuse, nous ne pouvons mieux faire que de citer le passage suivant du mémoire de M. Hillairet :

« A ce coma physique, si je puis ainsi dire, se joint le coma intellectuel, le sommeil profond de l'intelligence, mais non la destruction, comme cela se présente le plus habituellement dans l'apoplexie cérébrale violente accompagnée de coma complet ; de même que la sensibilité et quelquefois la motilité ne sont pas abolies, mais ne donnent que très-lentement des preuves de leur intégrité ; de même l'intelligence, qui perçoit cependant, ne donne qu'avec une extrême lenteur des témoignages de perception, et partant de son intégrité. A une période plus avancée, le coma devient de plus en plus grand ; une torpeur profonde lui succède, et les malades, pincés, remués, agités de toute façon, ne font que de très-légers mouvements ; ils ouvrent les yeux seulement et les fixent sur tel ou tel objet ; si on leur parle à haute voix, ils ne répondent plus. Cet état précède la mort de peu d'heures.

« L'intelligence semble donc manifestement conservée jusqu'aux dernières limites de la vie. »

Troubles du côté du tube digestif. — Nous avons déjà dit plus haut qu'on avait observé dans quelques cas rares des troubles marqués de la déglutition, et que la dysphagie, par conséquent, était susceptible d'être rencontrée dans l'hémorrhagie cérébelleuse ; nous n'y insisterons pas davantage. Nous passerons aussi rapidement sur les phénomènes intestinaux, parce qu'ils ne présentent rien de particulier au sujet qui nous occupe. Comme dans l'hémorrhagie cérébrale, on observe le plus souvent une constipation opiniâtre. Quelquefois, surtout au début, on voit survenir des selles involontaires, mais la constipation reprend bientôt ses droits pour durer jusqu'à la mort.

A côté de ces symptômes, qui n'offrent qu'une importance secondaire, il en est un autre, au contraire, qui mérite d'être mis au premier rang, à cause de sa fréquence, parmi les signes propres à l'hémorrhagie cérébelleuse, nous voulons parler du vomissement. M. Hillairet, qui a longuement étudié ce symptôme, le considère comme un de ceux qui pourront le plus sûrement mettre sur la voie du diagnostic. Sur les 28 observations qu'il a analysées, les vomissements ont été indiqués 13 fois; dans les cinq faits qui lui sont personnels, ce symptôme s'est constamment produit. Enfin parmi les sept observations que nous avons rapportées, les vomissements n'ont fait défaut que deux fois; encore, dans le cas de M. Laborde, l'observation n'a-t-elle été que fort incomplète; rien ne prouve que le malade n'avait pas vomi avant son entrée à l'hôpital.

M. Hillairet, cherchant à donner l'explication du vomissement, a mis en avant plusieurs hypothèses. Ici, il invoque la sympathie qui existerait entre le cervelet et l'estomac; là, il s'adresse à la compression ou à l'irritation des pneumogastriques par le foyer sanguin; ailleurs enfin, il se demande si les vomissements ne peuvent pas être attribués à la lésion de la substance cérébelleuse périphérique.

Cette dernière hypothèse, pas plus que la première, n'est guère admissible. Sans doute, les vomissements se sont produits dans trois cas de M. Hillairet où la substance grise du cervelet était en partie détruite ; sans doute ils n'ont pas existé dans l'observation de Duplay (*Arch. gén. de méd.* 1836), où le foyer était purement central. Mais ne les avons-nous pas vus manquer également dans le fait rapporté par M. O. Larcher? et cependant la substance grise du cervelet avait été déchirée en plusieurs points par le raptus hémorrhagique.

D'après M. Brown-Séquard, le vomissement serait dû à l'irritation du tissu cérébelleux non encore enflammé; et pour lui, en raison de la fréquence de ce symptôme dans les affections du cervelet, ce serait là une propriété de cet organe.

Quoi qu'il en soit de ces interprétations, le vomissement n'en constitue pas moins un signe très-important de l'hémorrhagie cérébelleuse. D'après M. Hillairet, il serait surtout fréquent dans ce qu'il a appelé la forme lente, c'est-à-dire, dans les cas où, sans perte de connaissance, les malades sont pris de céphalalgie, d'étourdissements, de vertiges.

C'est alors qu'ils vomissent à plusieurs reprises, quelquefois très-abondamment.

Dans les cas où l'hémorrhagie débute par l'ictus apoplectique, les vomissements se répéteraient moins souvent et pourraient même manquer. Parfois les malades vomissent au moment même de l'ictus; dans d'autres circonstances, au contraire, c'est lorsqu'ils sont revenus à la connaisance qu'ils sont pris de vomissements. Ces vomissements sont en général bilieux, plus rarement alimentaires. D'après M. Hillairet, ils ne s'accompagneraient pas d'autant d'efforts que le vomissement cérébral.

Ordinairement ils se répètent à des intervalles plus ou moins éloignés ; d'autres fois, ils marquent le début pour ne plus reparaître; mais, même dans les cas où ils sont le plus opiniâtres, ils cessent toujours pendant les quelques heures qui précèdent la mort.

Troubles du côté des organes génito-urinaires. — Dans les différents travaux qui depuis ces vingt dernières années ont été publiés soit sur la physiologie, soit sur la pathologie du cervelet, il est à peine fait mention des organes génitaux. C'est qu'en effet les idées de Gall et de Serres sur le rôle physiologique du cervelet sont depuis longtemps réléguées dans le domaine de l'histoire. M. Hillairet (*loc. cit.*), en parlant des convulsions, se contente de dire : « Il n'est pas indifférent de signaler que c'est précisément dans la plupart des observations de M. Serres, où l'érection a été notée, que ces convulsions ont été vues. Tout le monde sait aujourd'hui que, grâce aux travaux des physiologistes modernes, l'érection morbide du pénis est plus particulièrement occasionnée par les lésions du bulbe ou de la partie supérieure de la moelle. Il se pourrait donc que l'organe, comprimé ou irrité par le voisinage d'un amas sanguin dans le cervelet, pût avoir été la cause des convulsions et de l'érection. »

Quoi qu'il en soit, nous pensons que le symptôme *érection* ne doit pas être complètement passé sous silence dans l'étude des lésions cérébelleuses et surtout de l'hémorrhagie. Dans les six cas d'hémorrhagie cérébelleuse observée par Serres, ce symptôme a existé d'une façon très-manifeste. Est-ce une raison pour conclure avec Gall que le cervelet est le législateur des organes de la reproduction ?

M. Bouillaud, dans un mémoire intitulé : *Recherches cliniques tendant à réfuter l'opinion de Gall sur les fonctions du cervelet* (*Arch. gén. de méd.*, 1827), a montré combien il était déraisonnable d'appuyer une théorie sur des faits qui prouvent précisément le contraire de ce que l'on veut démontrer. M. Bouillaud, en effet, fait suivre une observation de Serres, citée par Gall, des réflexions suivantes :

« Trouve-t-on dans cette observation une preuve certaine que le cervelet soit l'organe de l'instinct de la propagation? Quoi! de ce que, chez un individu qui succombe à la suite d'une débauche, et chez lequel on observe un état d'érection pendant la vie et une hémorrhagie du cervelet après la mort, on conclura que cet organe est le siége de l'instinct de l'amour phyuique! Comment se fait-il que cette apoplexie détermine un état d'érection, s'il est vrai que l'organe malade préside aux fonctions dont il s'agit? Ne devrait-elle pas produire la placidité du pénis et non son érection, comme l'apoplexie cérébrale détermine la paralysie des organes qui puisent dans le cerveau le principe de leur action ? »

Sans doute, nous reconnaissons, avec M. Bouillaud, que ces observations sont un choix malheureux fait par Gall pour le service de sa cause. Mais s'ensuit-il cependant que l'érection, signalée par Serres dans six cas d'hémorrhagie cérébelleuse, ne doive pas entrer en ligne de compte dans la symptomatologie de cette affection ? Nous ne le pensons pas. Et, bien qu'elle n'ait pas été observée dans les faits rapportés par M. Hillairet et ceux qu'il emprunte aux auteurs, bien que, de notre côté, nous ne l'ayons vue signalée nulle part, nous croyons cependant devoir la mentionner comme pouvant se rencontrer dans certains cas, et devant alors contribuer à rendre le diagnostic moins obscur.

Quant à l'explication de ce symptôme, nous sommes assez porté à admettre qu'il se peut que la moelle allongée, comprimée ou irritée par le voisinage du foyer hémorrhagique dans le cervelet donne lieu à l'érection, d'autant plus qu'elle a été observée, surtout lorsque le lobe médian était intéressé.

Pour ce qui est des phénomènes signalés du côté de la miction, nous dirons que l'on observe parfois, au début, de l'évacuation involontaire des urines, surtout lorsqu'il y a ictus, et qu'il n'est pas rare de voir survenir de la rétention pendant le cours de la période terminale.

A propos des urines, signalons une omission regrettable, c'est que, dans aucune observation, l'examen chimique n'a été fait ; de sorte qu'il nous est impossible de dire s'il y a, dans certains cas, albuminurie ou glycosurie. *A priori*, il semble que, en raison du voisinage de la moelle allongée, en raison des nombreux phénomènes de compression que nous avons signalés, il semble que ces altérations de l'urine ne devraient pas être rares.

Mais leur existence bien constatée serait-elle d'un grand secours pour le diagnostic? Nous savons, en effet, que M. Auguste Ollivier, dans un récent travail (*de la congestion et de l'apoplexie rénales dans leur rapport avec l'hémorrhagie cérébrale* (1) a montré que la glycosurie et l'albuminurie pouvaient se rencontrer dans l'hémorrhagie cérébrale, de telle sorte que ce symptôme perd de son importance au point de vue de la localisation des lésions encéphaliques.

Observation I. (Recueillie dans le service de M. le professeur Vulpian, à l'hôpital de la Pitié, par M. Raymond, interne du service.)

V... (Désirée), âgée de 72 ans, culottière, entre le 16 juin 1874, à l'hôpital de la Pitié, service de M. le professeur Vulpian, salle Sainte-Claire n° 18. — Cette femme a toujours joui d'une bonne santé et ne présente rien à signaler dans ses antécédents héréditaires. Depuis deux ans, sa vue a beaucoup baissé, au point de ne plus pouvoir continuer son métier (cataracte). Depuis la même époque, elle accuse des fourmillements dans les bras et les mains; sa mémoire et son intelligence se sont beaucoup affaiblies. Elle était sujette au maux de tête; néanmoins elle se portait bien.

Il y a cinq jours, après son déjeuner, elle eut un étourdissement, tomba de la chaise où elle était assise; en même temps elle vomit beaucoup, et plus tard elle eut de la diarrhée. Le même étourdissement se produisit trois fois dans la même journée. A la suite elle se rappelait confusément ce qui lui était arrivé.

(1) Arch. gén. de méd., 1874, 6e série, t. XXIII, p. 763.

Depuis, ses parents ont remarqué que son intelligence n'était plus la même, qu'il y avait un certain trouble dans ses idées. Elle ne paraissait pas reconnaître ses enfants; cependant elle répondait qnand on l'interrogeait.

On n'observa pas de paralysie limitée, mais les membres inférieurs étaient très-faibles; la malade ne pouvait se tenir debout.

Etat au moment de l'entrée à l'hôpital. — 16 juin. Décubitus dorsal; physionomie exprimant l'hébétude; face rouge.

La commissure droite paraît un peu abaissée; quand on dit à la malade de souffler, elle ne peut oblitérer complètement l'orifice buccal à droite. Les rides de la face sont beaucoup plus marquée à gauche.

Les quatre membres se meuvent avec facilité, et la sensibilité est partout conservée; elle est même plutôt *exagérée* dans les membres inférieurs.

Tube digestif. — Langue recouverte d'un enduit blanchâtre, épais; soif assez vive; constipation habituelle.

Rien à noter du côté des organes respiratoires ni des annexes du tube digestif.

Circulation. — Cœur : souffle doux à la base et au 2e temps; souffle intermittent dans les vaisseaux du cou.

Pouls, 76; les artères sont dures.

Système nerveux. — La malade répond lentement aux questions et ne paraît pas toujours comprendre ce qu'on lui dit; elle se plaint d'une céphalalgie continuelle. Insomnie.

Organes des sens. — Vue affaiblie surtout à gauche (cataracte). L'ouïe est moindre à gauche.

Organes génito-urinaires. — Rien.

Le 25. La céphalalgie persiste ainsi que l'insomnie. La douleur de tête existe surtout à gauche (région temporo-pariétale).

Vertiges qui sont assez forts pour l'empêcher de se tenir debout, ou même assise sur son lit.

Pas d'hémiplégie, même force dans les deux mains; pas de déviation des traits.

1er juillet. La malade est tombée vers quatre ou cinq heures du soir dans un coma apoplectique complet.

Déviation conjuguée des yeux à droite; tête tournée, au contraire, à gauche. — Hémiplégie gauche complète. Les excitations de tout genre sont impuissantes à tirer la malade de sa torpeur. Pas d'évacuations involontaires ni des urines, ni des matières fécales.

Autopsie le 3. Cerveau. Les artères de la base sont athéromateuses. En examinant le cerveau par sa face inférieure, on voit au bord postérieur de la protubérance à gauche, au niveau de l'origine du nerf facial la pie-mère infiltrée de sang. Le cerveau est mou, comme infiltré de sérosité. La pie-mère se détache avec la plus grande facilité. Du reste rien de visible sur une première coupe passant par le centre ovale; pas de foyer de ramollissement ni à gauche ni à droite. On ne trouve rien à noter ni dans les ventricules latéraux, ni dans les corps opto-striés, ni dans le ventricule moyen. Mais, en ouvrant le 4e ventricule on constate à la face supérieure de la protubérance, une hémorrhagie ayant fourni une quantité de sang qui peut être évaluée au volume d'une coque de noix. En faisant une coupe perpendiculaire et antéro-postérieure du cervelet, on voit que ce noyau d'hémorrhagie a détruit le pédoncule cérébelleux antérieur gauche, et qu'il s'avance dans la profondeur du cervelet dans une étendue de deux centimètres environ.

Rien de spécial dans les autres parties du cerveau, non plus que dans les autres organes.

Obs. II. (Personnelle.)

La nommée L., âgée de 66 ans, entre le 28 octobre 1873 à l'infirmerie de l'hospice d'Ivry, salle Sainte-Geneviève n° 31, service de M. le Dr Aug. Ollivier. Nous ne savons rien sur ses antécédents, si ce n'est qu'elle était sujette à de fréquentes épistaxis.

Depuis trois ou quatre jours, elle se plaignait d'une céphalalgie très-intense, sans localisation spéciale, quand, le 28 octobre, vers dix heures du matin, elle est prise tout d'un coup d'étourdissements, de vertiges et en même temps de vomissemements bilieux qui se sont reproduits à plusieurs reprises dans la journée. Il n'y eut pas de perte de connaissance, ni de chute; mais la malade demanda à ce qu'on l'aidât à se mettre au lit.

A huit heures du soir, nouveaux vomissements de matières bilieuses avec crampes assez douloureuses dans les mollets. C'est à ce moment que nous sommes appelé.

La malade est étendue sur son lit dans le décubitus dorsal ; la tête n'est inclinée ni à droite ni à gauche, et le tronc est dans la rectitude. La face est plutôt pâle. Les extrémités sont refroidies; le pouls, de 80 à 90, ne présente rien de particulier.

La malade est immobile dans son lit, mais quand on la pince, elle retire les quatre membres; la sensibilité parait tout à fait intacte. En somme, la malade qui parle très-bien, n'accuse que de la céphalalgie, des nausées, et des crampes assez douloureuses dans les deux mollets.

Pendant la nuit elle est somnolente, et les vomissements reparaissent à trois ou quatre reprises. Elle a uriné dans son lit.

Le 29. A la visite du matin, la malade est dans une espèce de somnolence comateuse, elle ne parle plus.

Etendue sur son lit dans le décubitus dorsal, elle parait absolument étrangère à ce qui se passe autour d'elle.

De temps en temps elle relève les paupières; on voit alors que les yeux sont fixes, dans l'axe normal; que les deux pupilles sont contractées, mais qu'elles sont égales.

La malade sent très-bien quand on la pince ; elle retire alors les bras et les jambes : les mouvements sont donc conservés; mais si l'on soulève les membres et qu'on les abandonne, ils retombent lourdement sur le lit; il existe un affaiblissement des plus marqués.

La bouche n'est pas déviée.

Pas de convulsion, ni secousses tétaniques.

Soir. La malade n'a plus vomi depuis la visite du matin ; elle est toujours dans le même état de résolution et de coma, sans attitude particulière.

La peau est chaude, la sensibilité est très-émoussée.

La face est toujours pâle.

Le pouls est petit, fréquent, irrégulier.

La respiration est remarquable par sa lenteur. On observe des suspensions de douze à quinze secondes pendant lesquelles la malade ne respire pas.

Temp. vag. 38°, 4. Pouls, 110. Resp. 14.

A une heure du matin, mort. Les vomissements ne s'étaient pas reproduits depuis la visite du matin.

Autopsie faite trente-deux heures après la mort.

Encéphale. — Pas d'ecchymoses sous-péricrâniennes. Les méninges n'offrent pas d'altération ; les sinus de la dure-mère sont gorgés de sang noir. Les vaisseaux superficiels de l'encéphale sont également remplis de sang. Au niveau de la grande circonférence du cervelet, on observe, du côté droit, une suffusion sanguine sous-méningée.

Les artères de la base du cerveau ne sont pas très-athéromateuses ; elles ne restent pas béantes à la coupe, excepté toutefois les artères sylviennes droite et gauche, qui sont en partie oblitérées par des plaques dures.

Hémisphères cérébraux. — La substance grise des deux hémisphères paraît saine. Il existe un peu de liquide séreux dans les ventricules latéraux et moyen.

De très-petites lacunes se rencontrent dans l'épaisseur du lobe frontal gauche et du lobe sphéroïdal droit. De même, au niveau du corps strié gauche, dans la substance qui sépare les deux noyaux gris, existe un petit foyer de ramollissement ancien.

La protubérance et le bulbe ne présentent pas d'altération.

Cervelet. — Le lobe gauche du cervelet offre, dans sa substance blanche une lacune semblable à celle du corps strié.

Dans le lobe droit réside un énorme foyer sanguin qui a détruit le corps rhomboïdal. Ce foyer n'est séparé de la périphérie en arrière et sur le côté que par la substance grise qui est légèrement atteinte elle-même. Du sang liquide a fusé entre les lamelles jusqu'aux méninges et a constitué l'hémorrhagie sous-méningée cérébelleuse déjà signalée.

Un petit foyer sanguin, de la grosseur d'un grain de chènevis et sans connexion avec le foyer principal, siége dans le pédoncule cérébelleux supérieur droit.

Le grand foyer ressemble à une véritable caverne remplie par un caillot noir, diffluent. La substance cérébelleuse semble avoir complètement disparu.

Tous les autres organes ont été examinés avec soin et n'ont rien présenté de particulier.

Obs. III. (O. Larcher, Mémoires de la Société de biologie, 1866, p. 99.)

Tr... (Charles), ouvrier menuisier, âgé de 60 ans, habituellement bien portant, était rentré chez lui après son travail dans la soirée du 5 mai 1866. Le lendemain, on le trouve couché dans son lit sans mouvement, nous dit-on, mais non sans connaissance.

Le 8 mai, au matin, le malade ayant été transporté à l'Hôtel-Dieu et placé dans le service de M. le Dr Barth (salle Sainte-Madeleine, nº 21), nous savions seulement ce que nous venons de rapporter de son histoire, et l'absence de toute trace de contusion ne permettait pas de rattacher à une chute tant soit peu violente l'état dans lequel nous le voyions.

Tr... paraissant plongé dans une demi-somnolence, nous n'avions pas à espérer beaucoup des renseignements qu'il pourrait nous fournir. Quelques questions qui n'appelaient qu'une réponse brève et facile, lui ayant été posées, il y répondit seulement par des mots inintelligibles. Son regard, empreint d'hébétude et comme étonné, était fixé sur celui qui l'interrogeait; les conjonctives oculaires étaient injectées; les pupilles dilatées se contractaient aux approches de la lumière artificielle. La sensibilité générale était conservée. Les mouvements du thorax s'exécutaient régulièrement; il ne paraissait pas y avoir de paralysie musculaire unilatérale, mais il était facile de constater l'existence d'un affaiblissement, d'une résolution générale, des deux côtés du corps; car si, le malade étant étendu sur son lit, on l'engageait à porter l'un de ses membres dans une direction déterminée, il y arrivait toujours avec une certaine lenteur, mais sans oscillations.

On pratiqua au malade une saignée du bras, des sinapismes furent appliqués aux extrémités, et la limonade tartrique (un pot) prise dans la journée.

Le lendemain l'état général s'est amélioré; le malade pousse bien la langue au dehors, et celle-ci n'est pas déviée. Les mouvements des membres s'exécutent plus facilement que la veille. Des sinapismes furent encore appliqués dans la journée, et le malade but tout un pot de tisane de chiendent additionnée de 10 centigrammes de tartre stibié. Il n'avait encore ni vomi ni été à la selle depuis son entrée à l'hôpital; il y eut dans la soirée trois selles bilieuses.

Le 10. L'œil gauche est fortement dévié vers l'angle interne de l'orbite, l'iris atteignant le milieu de l'espace qui, normalement, sépare cette angle du centre de la pupille. Nous présentons au malade, en face de chacun de ses yeux, un nombre variable de nos doigts en lui demandant en même temps combien il en voit ; et, quoique ses réponses toujours parfaitement exactes quand c'est l'œil droit qui fonctionne, soient empreintes d'une certaine lenteur, il n'est pas probable qu'on doive l'attribuer particulièrement à un trouble réel de la vision, car la même lenteur dans les réponses se produit chez cet homme en toute autre occasion. Pour l'œil gauche, interrogé isolément, la perception exacte des images n'a lieu qu'autant qu'on rapproche les objets de la racine du nez, le malade étant couché. Le globe de l'œil ne suit plus, en effet, les objets qu'on lui présente vers le côté externe de l'orbite.

Le 10. A la visite du soir, et le lendemain au matin, nous constatons du côté gauche de la face une légère résolution des muscles. La commissure gauche est abaissée, surtout comparativement à celle du côté opposé; et cette différence entre elles s'exagère encore quand le malade vient à dire quelques mots, la commissure droite de la bouche étant alors fortemement tirée en haut. S'il essaye de fermer les paupières, celles de l'œil gauche ne sont closes qu'incomplètement; le muscle orbiculaire est donc lésé dans sa fonction. Le malade se prête trop difficilement à l'exploration de la bouche, pour que nous puissions constater l'état du voile du palais. La langue (nous l'avons déjà noté dès le second jour de notre examen) n'est pas modifiée dans sa motilité, et l'ouïe paraît également nette à droite et à gauche, ainsi que nous le prouvent les réponses du malade, réponses qui, toujours lentes, témoignent cependant que l'intelligence n'est pas abolie. Un lavement purgatif est prescrit.

Les jours suivants, même état, sans amélioration ni aggravation.

Le 14. A la visite du soir, le malade s'éteint après avoir présenté pendant quelques heures une respiration stertoreuse, irrégulière et être tombé dans un coma profond.

L'appareil génito-urinaire n'a jamais rien offert d'anormal.

Examen nécroscopique. — Les divers symptômes notés dans l'observation recueillie au lit du malade, avaient fait penser à l'existence d'une vaste congestion avec épanchement possible d'une certaine quantité de sang à la périphérie de l'encéphale.

Nous procédons à l'examen du cerveau que nous trouvons aussi sain que possible, les vaisseaux sanguins n'étant pas même engorgés, à l'inverse de ce que nons pensions rencontrer. Nous retournons alors l'encéphale sens dessus dessous, et l'hémisphère gauche du cervelet nous apparaît volumineux et recouvert d'un sang encore liquide et noirâtre. Cet hémisphère offre, en effet, le double du volume de celui du côté droit qu'il refoule lui-même dans cette dernière direction, vers laquelle il repousse également le bulbe rachidien, pendant qu'il entraîne à gauche la protubérance annulaire qu'il fait sensiblement dévier à sa suite. Nous constatons l'intégrité de la pyramide lumineuse de

Malacarne et de ses ailes; l'éminence vermiforme et sa luette sont également conservées à l'état normal.

Cependant, à 2 millimètres en arrière de la naissance du nerf trijumeau, le pédoncule cérébelleux moyen du côté gauche est infiltré de sang, et à 1 millimètre plus en arrière, il apparaît profondément déchiqueté dans toute son épaisseur. Toute la partie de la face inférieure de l'hémisphère gauche qui l'environne est aussi irrégulièrement détruite, et, dans l'excavation qui en résulte est déposé du sang pris en gelée.

L'hémisphère droit du cervelet et les autres parties de l'encéphale, interrogées avec soin, ne nous ont pas laissé apercevoir de lésion appréciable. Nous passons les autres détails de l'autopsie qui ne nous intéressent pas.

Obs. IV. (Aug. Ollivier, Mémoires de la Société de biologie, 1863. p. 84.)

Louis Thuilier, âgé de 70 ans, gardien au Louvre, entre le 27 avril 1863 à l'hôpital de la Charité, salle Saint-Félix, n° 3, dans le service de M. le professeur Natalis Guillot. Ce malade s'est toujours bien porté et n'a jamais fait aucune espèce d'excès. Depuis un mois, il était devenu triste et se sentait la tête un peu lourde sans éprouver toutefois une céphalalgie réelle; de plus il avait une constipation opiniâtre.

Le 27 avril. Au matin, peu d'instant après être entré au Louvre, il fut pris vers sept heures et demie, d'un étourdissement et tomba sans connaissance. Au bout d'un quart d'heure, il revint à lui et vomit alors beaucoup de matières verdâtres. Un médecin appelé dans la journée lui prescrit une bouteille d'eau de Sedlitz.

On le transporta dans la soirée à l'hôpital de la Charité, et voici l'état dans lequel il se trouvait le lendemain matin au moment de la visite.

Face colorée, yeux brillants, sensation de pesanteur des membres; cependant le malade les remue bien dans tous les sens qu'on lui indique, et il serre avec égale force de la main droite et de la main gauche. Quand on cherche à le faire lever, il se sent étourdi et ne peut se tenir debout. La sensibilité paraît être intacte sur tous les points du corps; seulement le malade accuse une céphalalgie généralisée, mais non intense. L'intelligence ne présente aucune altération : réponses nettes à toutes les questions. Le pouls est très-développé, régulier, 50 pulsations. Rien à noter du côté de l'appareil respiratoire. Les vomissements ne se sont pas reproduits, et le purgatif administré la veille a amené plusieurs garde-robes. Prescrip. saignée de 400 grammes, sinapismes.

Le malade éprouva un soulagement notable après la saignée et s'assoupit vers quatre heures, ses voisins l'aperçurent s'agitant dans son lit pendant quelque temps, mais comme il redevint bientôt calme, on ne fit plus attention à lui.

A la visite du soir, je trouvai le malade couché sur le dos, les yeux immobiles, *convulsés tous deux en haut et à dorite.* Les pupilles sont un peu dilatées et insensibles à la lumière. Le malade semble entendre et fait quelques efforts, mais en vain, pour projeter sa langue hors de la bouche.

Les membres soulevés retombent lourdement; quand on les pince, le malade ne les remue pas non plus, quelle que soit la force avec laquelle on pince; mais la figure devient grimaçante et les paupières remuent. La piqûre d'un point quelconque de la face produit le même effet, mais à un plus haut degré. La conjonctive est également sensible, car les paupières se rapprochent sitôt qu'on les touche. Il existe une légère déviation en bas de la commissure labiale droite, tandis que la gauche est un peu entraînée en haut. Quand on rapproche les deux mâchoires et qu'on ferme la bouche, le malade fume un peu la pipe des deux côtés, mais d'une façon plus notable à droite.

On essaye de faire boire le malade qui *avale de travers.* Pas de vomissement, pas de garde-robes ni urines involontaires. Battements de cœur réguliers, profonds; pouls à 80 pulsations, respiration un peu stertoreuse qui empêche de pratiquer l'auscultation avec soin; toutefois, respiration normale des deux côtés, 40 respirations (lavement purgatif, sinapismes).

Le 29, respiration plus stertoreuse, les yeux sont toujours dans la même position, la sensibilité des membres a disparu, mais elle persiste encore à la face et aux conjonctives, quoique un peu diminuée. Le malade ne semble plus rien entendre.

Le soir, pouls à 120, régulier, assez fort, peau brûlante. Un peu de contracture des membres supérieurs; la sensibilité de la face est tout à fait éteinte; les paupières sont à demi-fermées et les yeux sont toujours déviés en haut et à droite; 40 respirations, pas de vomissements, pas de garde-robes depuis le matin.

Autopsie faite trente heures après la mort et par une température froide.

Crâne. — Congestion extrême des méninges qui s'enlèvent facilement. La substance blanche du cerveau laisse sourdre un grand nombre de petites gouttelettes de sang quand on le presse, et la substance grise a un aspect rosé. Pas de traces de foyers hémorrhagiques ni anciens ni récents.

A la face inférieure de l'hémisphère gauche du cervelet existe une vaste dépression remplie par deux cuillerées de sang moitié liquide, moitié coagulé. L'épanchement occupe la face entière de l'hémisphère cérébelleux et s'étend jusqu'aux parties latérales de la protubérance et du bulbe.

A ce niveau, il n'y avait que du sang liquide. Le quatrième ventricule ne renferme pas de sang. On retrouve dans le reste du cervelet des traces de congestions aussi manifestes que dans le cerveau et même la couche superficielle du foyer hémorrhagique a une teinte rosée qui résiste au lavage. Toutes les artères de la base de l'encéphale étaient athéromateuses, principalement le tronc basilaire.

Tous les viscères thoraciques et abdominaux ne présentent aucune altération qui mérite d'être signalée.

Obs. V. (Laborde, Bulletins de la Société anatomique, 1863, 2e série, t. VIII, p. 478.)

M. Laborde montre une hémorrhagie intéressant une notable portion du cervelet et semblant dater de quelques jours. Cette lésion a été rencontrée à l'autopsie d'un homme de 42 ans, entré à l'hôpital Necker le 18 novembre 1863. Le 16, cet individu était tombé brusquement dans le milieu de la rue et avait perdu connaissance pendant plusieurs heures. A son entrée à l'hôpital, il avouait des habitudes alcooliques invétérées. La perte de connaissance avait fait place à un peu de lenteur dans les réponses, sans difficulté de l'articulation des mots. Les membres présentaient un peu de faiblesse, mais on ne trouvait nulle part de paralysie proprement dite. Pas beaucoup de troubles de l'audition ou de déviation de la langue. Vessie et rectum fonctionnaient normalement. On n'a pu savoir si des vomissements s'étaient produits ou si l'on avait observé du strabisme. La mort a eu lieu le 25 novembre après un coma de plusieurs heures.

Obs. VI. (Vulpian, extraite du mémoire d'Aug. Ollivier et Leven, *Arch. gén. de méd.*, 1862.)

F..., 75 ans, entre à l'infimerie de la Salpêtrière le 26 janvier 1862. Elle est prise de vomissements, perd connaissance, attaque apoplectique; la tête reste immobile ; l'œil droit est dévié en dehors ; l'œil gauche n'est pas dévié ; les yeux paraissent impressionnés par la lumière ; sensibilité conservée ; battements du cœur intermittents, bruit de souffle râpeux à la base. Le lendemain, la malade revient à elle et semble entendre les questions qu'on lui adresse ; elle parle d'une façon peu intelligible.

28 février. Même état.

1er mars. Elle tombe au moment où on essaye de la lever.

Le 2. Elle peut s'asseoir dans son lit et demande de la nourriture, puis elle s'affaisse de nouveau.

Le 3. Au matin, l'affaiblissement augmente ; les mouvements du bras droit sont presque impossibles ; le bras gauche soulevé retombe inerte ; tendance au renversement de la tête en arrière ; mort dans la soirée. (Cette femme a présenté une double cataracte.)

Autopsie. — Foyer hémorrhagique récent du volume d'une noix environ. Dans le lobe cérébelleux gauche, il a détruit une bonne partie du noyau blanc de ce lobe ; la limite du foyer en dedans vers la ligne médiane peut être représentée par le bord gauche du vermis inférior. Le lobe droit du cervelet, le bulbe rachidien sont sains. Peut-être y avait-il un peu d'affaissement du quatrième ventricule au-dessous du lobe cérébelleux gauche.

Obs. VII. (Vulpian, id.)

T..., âgée de 80 ans, entre à l'infirmerie de la Salpêtrière le 26 février 1862. Perte subite de connaissance, vomissements. Bientôt la malade revient à elle et répond lentement aux questions qu'on lui adresse ; sensibilité conservée.

Le 27. Respiration embarrassée; la station est impossible; la malade, cherchant à se lever, tombe.

Le 28. Coma, selles nombreuses, vomituritions continuelles ; point de strabisme ; pupilles égales.

Mort dans la nuit du 1er mars.

Autopsie. — Hémorrhagie dans le lobe cérébelleux gauche ; vaste cavité remplie de sang coagulé. Le foyer est plus rapproché de la face inférieure du lobe cérébelleux que de la face supérieure et est assez exactement limité au lobe gauche ; il empiète cependant sur le lobe droit, vers son bord postérieur dans une étendue de 1 centimètre au plus. Il y a un piqueté assez considérable dans le lobe cérébelleux droit.

TROISIÈME PARTIE

DIAGNOSTIC

Nous voudrions pouvoir poser des règles à l'aide desquelles il soit possible de marcher sûrement vers un diagnostic certain; mais, des difficultés inhérentes au sujet même ne nous permettront pas d'atteindre ce but. Il semblerait, *à priori*, qu'avec l'ensemble des symptômes que nous avons décrits, on ne devrait jamais hésiter au lit du malade; mais tous les cliniciens savent combien ce diagnostic est souvent obscur, tellement obscur que, dans la grande majorité des cas, il n'est fait que sur la table anatomique. C'est qu'en effet, la plupart de ces mêmes symptômes peuvent se rencontrer dans d'autres affections, et qu'ils ne se trouvent jamais tous réunis sur le même sujet. Comme aucun d'eux n'est pathognomonique, et que les probabilités diagnostiques ne peuvent se déduire que d'après leur groupement et leur mode d'apparition, il s'ensuit que, dans certains cas, le médecin se heurte à des difficultés insurmontables. Cependant, nous pensons qu'avec la connaissance précise des phénomènes qu'on observe ordinairement, avec la connaissance surtout de la valeur respective de chacun des symptômes, il sera peut-être possible de les rapporter plus sûrement à la véritable lésion.

En raison de la marche de l'hémorrhagie cérébelleuse qui évolue rapidement vers une issue fatale, nous éloignerons immédiatement de notre diagnostic différentiel toutes les affections à marche plus ou moins chronique, telles que les tumeurs, les kystes, etc., pour ne nous occuper que de celles qui, par leur allure ou leur mode d'évolution, peuvent donner le change et devenir une cause d'erreur pour le médecin. De ce nombre, nous signalerons l'hémorrhagie cérébrale, l'hémorrhagie de la protubérance annulaire, l'hémorrhagie méningée, et enfin le ramollissement aigu du cervelet.

Brown Séquard (*loc. cit.*) a tracé d'une façon assez précise les caractères qui pourront permettre de différencier l'hémorrhagie cérébelleuse de l'hémorrhagie cérébrale. Il fait appel aux phénomènes comateux souvent peu profonds dans l'hémorrhagie du cervelet, aux symptômes paralytiques presque toujours indécis et mal accusés, à l'affaiblissement général de tout le système locomoteur, aussi bien d'un côté que de l'autre, à l'absence presque constante de l'hémiplégie faciale, à l'attitude particulière du visage caractérisée par l'hébétude et la stupeur, à l'intégrité des fonctions intellectuelles, aux symptômes négatifs du côté de la langue qui ne présente jamais de déviation, à l'état des pupilles, quelquefois dilatées, le plus souvent contractées, à la rareté de l'anesthésie, à la fréquence des vomissements. Dans l'hémorrhagie cérébrale, en effet, on observe presque constamment la paralysie à forme hémiplégique avec anesthésie, s'accompagnant de paralysie faciale et de déviation de la pointe de la langue du même côté. Il y a quelquefois de l'aphasie, surtout lorsque le foyer hémorrhagique occupe l'hémisphère gauche, symptôme qui n'a jamais été signalé dans l'apoplexie cérébelleuse. De plus, les vomissements qui sont la règle dans cette dernière, ne se montrent presque jamais dans l'hémorrhagie des hémisphères cérébraux ; ou bien s'ils se manifestent, c'est au moment de l'ictus ou quelques instants après, et constituent toujours un symptôme du début sans tendance à se reproduire. Enfin, nous dirons que la déviation conjuguée des yeux se rencontre très-souvent dans l'hémorrhagie cérébrale, tandis qu'au contraire, elle ne s'observe que rarement dans l'hémorrhagie du cervelet, et que de plus, elle ne s'effectue pas dans le même sens. Dans le premier cas, c'est vers le côté lésé que se portent les globes oculaires; dans le second, au contraire, la déviation s'accomplit invariablement vers le côté sain.

Si nous passons aux hémorrhagies de la protubérance, nous. verrons que le diagnostic se complique de difficultés nouvelles ; car il est des signes qui sont communs aux altérations des différentes parties de l'isthme de l'encéphale, et qui, par conséquent, ne peuvent servir à éclairer le médecin sur le siége précis de la lésion. Prenons, par exemple, la déviation conjuguée des yeux. On sait parfaitement aujourd'hui que cette déviation, lorsqu'elle existe, s'accomplit toujours dans le même sens et toujours du côté opposé à la partie de l'isthme de l'encéphale intéressée (cervelet, protubérance, pédoncules), mais sur laquelle de ces parties porte l'altération ? C'est ce que nous allons essayer de demander à d'autres symptômes. Pouvons-nous nous adresser aux phénomènes paralytiques? Sans doute, car dans l'hémorrhagie de la protubérance (nous laissons de côté, bien entendu, ces cas dans lesquels toute l'épaisseur de la protubérance et du bulbe est détruite et où la mort est presque instantanée), il existe constamment une hémiplégie croisée du côté des membres, directe du côté de la face; c'est l'hémiplégie alterne sur laquelle M. le Dr Millard (1) a le premier attiré l'attention et qui a fait le sujet d'un intéressant mémoire de la part de M. le professeur Gubler (*Gazette hebdomadaire*, octobre 1856 et 1858). Nous avons vu, en effet, que l'hémiplégie est rare dans l'hémorrhagie cérébelleuse, et que lorsqu'elle se présente, elle ne s'accompagne pas de paralysie faciale. C'est sans doute un des moyens de diagnostic les plus précieux, mais il n'est pas infaillible, car nous savons que l'hémiplégie faciale peut se rencontrer dans l'apoplexie du cervelet (nous en avons rapporté un cas), que de plus, elle se comporte comme dans l'hémorrhagie de la protubérance, c'est-à-dire qu'elle est directe par rapport à la lésion, et que, comme dans cette dernière, elle porte en même temps sur le muscle orbiculaire des paupières. On a prétendu que les convulsions, les contractures, étaient plus fréquentes dans l'hémorrhagie de la protubérance, que les troubles respiratoires étaient plus accusés, que les vomissements étaient moins constants, mais ce sont là des questions de plus ou de moins qui laissent toujours de nombreux doutes dans l'esprit et une grande

(1) Millard. Bulletins de la Société anatomique, mai et juin 1856, p. 206 et 217.

incertitude quand il s'agit d'interpréter les symptômes observés. Aussi ne devons-nous pas nous étonner si nous voyons les hommes les plus autorisés se tenir dans une sage réserve, lorsque, par hasard, ils se trouvent en présence de ces cas insolites.

On comprend que toutes ces difficultés ne se dressent devant l'observateur que lorsqu'il existe une hémiplégie. Quand, au contraire, il y a absence totale de paralysie localisée, on peut d'emblée éliminer les hémisphères cérébraux et la protubérance, et penser à bon droit au cervelet. Il semblerait qu'il ne doit pas y avoir de cause d'erreur possible; et cependant, il est une autre lésion encéphalique qui peut donner le change, et à laquelle il faut peut-être songer d'abord à cause de sa plus grande fréquence; nous faisons allusion à l'hémorrhagie méningée. Cette dernière, en effet, est caractérisée par la diffusion des symptômes, sans paralysie localisée, par des périodes comateuses intermittentes; elle ne présente que rarement des mouvements convulsifs; elle débute le plus souvent par de la céphalalgie, des étourdissements, des vertiges, des vomissements. En un mot, nous retrouvons là, à peu près, tous les symptômes importants que nous avons signalés comme appartenant à l'hémorrhagie cérébelleuse. Cependant, nous devons dire que l'hémorrhagie méningée en diffère par la brusquerie du début. C'est toujours par une attaque d'apoplexie avec coma profond que s'ouvre la scène symptomatique, fait qui, loin d'être la règle, est au contraire l'exception dans l'hémorrhagie du cervelet. De plus, les contractures et les convulsions tétaniformes sont plus fréquentes dans l'hémorrhagie méningée. Quant à la durée, elle ne peut nous être d'aucun enseignement pour le diagnostic, car l'une et l'autre de ces affections emportent les malades à courte échéance.

Pouvons-nous, dans l'état actuel de nos connaissances, arriver au diagnostic de l'hémorrhagie siégeant dans les pédoncules cérébelleux? Nous croyons au moins la chose extrêmement difficile ; et, à ce propos, nous pensons ne pouvoir mieux faire que de rapporter la fameuse observation de Nonat qu'il rappelle en ces termes dans la *Gazette des Hôpitaux*, 1861 :

« En 1845, pendant que j'étais médecin à la Salpêtrière, on amena dans ma division une femme d'une soixantaine d'années qui venait d'être frappée d'une attaque d'apoplexie. L'intelligence était abolie, la sensibilité générale anéantie; les mouvements volontaires étaient paralysés. La malade se tenait couchée sur le côté droit, et sa tête était fortement inclinée du même côté par la contraction spasmodique des muscles de la région latérale droite du cou. Mais le phénomène suivant fixa surtout notre attention : les yeux étaient immobiles et dirigés obliquement, l'œil droit en bas et en dehors, l'œil gauche en haut et en dedans. Invoquant alors les données de la physiologie expérimentale, je n'hésitai pas à diagnostiquer une hémorrhagie dans le pédoncule cérébelleux droit.

La malade succomba le lendemain, et, à l'autopsie, nous trouvâmes, comme je l'avais prévu, un épanchement sanguin récent du volume d'une petite châtaigne, occupant le pédoncule cérébelleux du côté droit et pénétrant même un peu dans l'épaisseur de l'hémisphère correspondant. Le reste de l'encéphale était sain, les méninges nous parurent intactes. »

Nous livrons cette obervation sans commentaires ; elle est unique dans la science, du moins au point de vue des symptômes. Nous avons vu dans l'observation de M. Raymond une lésion à peu près identique, mais les symptômes présentés pendant la vie n'ont rien qui ressemblent à ceux consignés dans l'observation de Nonat.

Est-il possible de différencier le ramollissement aigu du cervelet de l'hémorrhagie. Ce diagnostic, toujours difficile, lorsqu'il s'agit des hémisphères cérébraux, est au moins plus obscur encore pour le cervelet. On se basera beaucoup plus sur les antécédents, sur l'état du cœur qui pourra expliquer une embolie, sur la forme foudroyante du début, que sur l'ensemble des symptômes qui surviennent après l'ictus. Ces derniers ressemblent entièrement à ce qui a été consigné dans toutes les observations d'hémorrhagie. Aussi, pour témoigner de cette ressemblance, nous contenterons-nous de rapporter l'observation suivante, qui a été communiquée à la société de biologie par notre collègue et ami M. Landouzy, et que nous avons extraite de la *Gazette médicale* de 1873.

Obs. VIII. — Affection mitrale. — Attaque apoplectique. — Hémiplégie gauche. — Déviation de la face et des yeux à gauche. — Mort en cinquante-deux heures. — Autopsie : rétrécissement mitral; oblitération de l'artère vertébrale droite ; ramollissement du lobe droit du cervelet.

D... Marie, lingère, 52 ans, célibataire, n'ayant jamais eu d'enfants, entre le 16 janvier 1873 à Beaujon, dans le service de M. Axenfeld, remplacé par M. Brouardel.

D... n'aurait jamais eu d'autres maladies qu'une fluxion de poitrine à 10 ans et des douleurs d'estomac à 20 ans.

Depuis trois ou quatre mois, elle souffre d'oppression et de battements de cœur violents quand elle marche vite et monte les escaliers.

Au commencement de décembre, elle fatigue beaucoup à veiller un malade et ressent des douleurs vagues accompagnées de faiblesse dans les membres inférieurs; ceux-ci n'ont jamais été enflés.

Le 15 du même mois, D..., le matin, allait et venait sans malaise dans sa chambre, quand tout à coup ses yeux se brouillent, ses jambes s'engourdissent et manquent sous elle; D... tombe sans connaissance; on la couche, elle vomit de la bile, puis, rapidement recouvre ses sens. Trois fois depuis, D... a eu des éblouissements qui n'ont pas duré et qui n'ont pas été suivis de chute.

Au moment de son entrée, la fille D..., maigre, fatiguée, se plaint surtout de faiblesse générale, de perte d'appétit et de douleurs dans les jambes.

Rien du côté de l'abdomen; volume normal du foie. Rien dans les urines,

Rien dans les poumons.

Le cœur paraît petit; la pointe bat à 0,m02 au dessous du mamelon, sur le bord de la sixième côte.

Le pouls petit, irrégulier, bat soixante fois par minute. Le tracé est celui du rétrécissement mitral sans insuffisance.

Au niveau de la pointe, on entend un roulement systolique qui dure jusqu'au second temps; celui-ci est nettement frappé.

Sur le bord gauche du sternum, dans le troisième espace intercostal, s'entend un souffle un peu rude couvrant tout le premier temps. Ce souffle s'éteint sur le bord droit du sternum et va diminuant du sternum vers la pointe.

Rien dans les vaisseaux du cou.

Le 2 février au matin, la malade, dont l'état général est le même que les jours précédents, se plaint de maux de tête.

Le soir elle soupait assise sur son lit, quand elle tombe lourdement sur son lit et perd connaissance; presque en même temps, vomissements alimentaires, écoulement d'urine et de matières fécales.

L'interne de garde trouve la malade sans connaissance, dans le décubitus dorsal, la tête reposant sur la joue gauche, les yeux regardant tous deux *fortement à gauche*. Le bras et la jambe gauches sont absolument inertes, le bras droit fait quelques mouvements quand on le remue ou le pince.

3 février, matin. Température axillaire gauche 36°,4 : pouls petit, irrégulier, 80. Decubitus dorsal; la tête repose sur l'oreiller, sur la joue gauche, sans qu'il y ait des contractions des muscles du cou. Il est possible de ramener la tête dans l'axe du corps ou de la faire reposer sur la joue droite. Perte de connaissance complète. Les paupières sont complètement fermées; les pupilles sont contractées, égales, insensibles. Les yeux sont tous deux fortement déviées à gauche et restent dans cette situation, quels que soient les mouvements imprimés à la tête. Les joues sont fortement et également soulevées à chaque expiration et se dépriment lors de l'inspiration. Respiration stertoreuse, mucosités grisâtres sur le collet des dents. Sonorité du thorax; gros râles perçus à la main et à l'oreille dans les deux côtés de la poitrine, surtout en avant. Auscultation du cœur gênée par les bruits pulmonaires. Les membres supérieur et inférieur du côté gauche sont inertes et insensibles; soulevés, ils retombent sur le lit comme des masses; on ne peut, à gauche, produire de mouve-

ments réflexes. Les membres droits tombent bien moins lourdement que ceux du côté gauche ; la sensibilité à la douleur est émoussée, mais persiste. Mouvements des doigts et de la main à droite. La malade fait sous elle.

Soir. Température axillaire gauche : 38,4 ; pouls : 88. Les yeux sont fortement déviés à gauche ; la tête est déviée à gauche.

Le 4, matin. Température axillaire gauche : 40,8 ; pouls . 88. Même état comateux, même état des membres. Les yeux sont déviés à gauche. La jambe gauche a une teinte légèrement bleuâtre ; sa température est certainement inférieure à celle de la jambe droite.

Deux heures. Température axillaire gauche : 40,8.

Six heures. Température axillaire gauche : 40,8. Respiration trachéale.

Mort à huit heures du soir.

Autopsie, le 6, à dix heures du matin. — Nous passons les autres détails de l'autopsie pour arriver à la partie qui nous occupe.

L'artère vertébrale droite est distendue par un caillot mi-fibrineux, mi-cruorique, étendu depuis sa sortie du trou occipital jusqu'à près de sa terminaison. Caillot ferme dans sa partie fibrineuse, assez adhérent au vaisseau, rougeâtre.

Le lobe droit du cervelet présente à la partie moyenne de sa face supérieure une dépression, un enfoncement notable. Rien en ce point à signaler du côté des méninges.

Une coupe faite perpendiculairement sur la face supérieure du cervelet montre une diffluence de l'arbre de vie, de la couche portant sur la moitié supérieure du lobe droit.

CONCLUSIONS.

I. L'affaiblissement général de l'appareil locomoteur est le symptôme qui domine dans l'hémorrhagie cérébelleuse.

II. L'hémiplégie est relativement rare ; lorsqu'elle existe, elle est tantôt *croisée*, tantôt *directe*.

III. La paralysie faciale est exceptionnelle ; elle n-téresse l'orbiculaire des paupières et siége du côté de la lésion ; elle reconnaît pour cause la compression de la septième paire au niveau de son point d'émergence.

IV. La langue présente un certain degré d'asthénie qui se traduit par de la paresse dans les mouvements, sans déviation.

V. Le strabisme, non plus que la paralysie faciale, ne s'observe pas en tant que symptôme d'origine cérébelleuse ; dans un cas où il a été noté, il s'agissait de la compression de l'un des nerfs moteurs de l'œil.

VI. La déviation conjuguée des yeux a été signalée ; et, dans ce cas, elle s'effectue toujours du côté opposé à la lésion comme pour les autres parties de l'isthme de l'encéphale.

VII. Les pupilles sont quelquefois dilatées, le plus souvent contractées, tantôt réagissant sous l'influence de la lumière, tantôt insensibles.

VIII. La sensibilité générale n'est pas altérée, même lorsqu'il existe une hémiplégie; c'est à peine si dans quelques cas rares on a noté un peu d'anesthésie ; l'hyperesthésie serait moins fréquente encore.

IX. Des troubles de la sensibilité spéciale, et principalement du côté de la vue, ont été observés; mais c'est la très-rare exception.

X. L'intelligence est le plus souvent conservée dans toute son intégrité.

XI. Les vomissements s'observent avec une telle fréquence qu'ils peuvent être, à bon droit, considérés comme un des meilleurs symptômes de l'hémorrhagie cérébelleuse.

A. Parent, imprimeur de la Faculté de Médecine, rue Mr-le-Prince, 31.

www.ingramcontent.com/pod-product-compliance
Lightning Source LLC
LaVergne TN
LVHW050429160826
845677LV00002BA/612

* 9 7 8 2 3 2 9 6 9 1 1 4 5 *